Endlich schlank

Noch nie war es so einfach!

Autorin: Kristin de Mar

1. Auflage

Impressum, Herausgeber und Copyright:

INFO-Verlag

Box: 104062

Züricherstrasse 161

8010 Zürich

Schweiz

Kristindemar@ist-einmalig.de

Korrektorat: Mike Schröder
http://mike-schroeder-korrektorat.jimdo.com/

Weitere Ratgeber unter: www.kristindemar.com

Inhaltsverzeichnis

Vorwort

Liebe Abnehmfreunde,

40 % der Menschheit in Europa sind zu dick!

Neben falscher Ernährung zählt vor allem der Mangel an Bewegung zu den häufigsten Ursachen, weshalb die Menschheit in unseren Breitengraden immer dicker wird.

Wo liegt eigentlich das Problem?

Der Mensch hat ja von Natur aus einen angeborenen Bewegungsdrang und wir kommen auch nicht dick zur Welt.

Allerdings lässt uns der Wohlstand vergessen, was gut und was schlecht für uns ist. In jeder Lebenslage wird abgewogen, was für uns sinnvoll ist, beim Thema Essen scheint dies aber nicht zu funktionieren.

Wir alle sollten uns mehr Gedanken darüber machen, wie wir mit unserem Körper umgehen. Das beinhaltet die Aspekte gesundes Essen und ausreichende Bewegung. Bequemlichkeit ist tödlich für unseren Körper und jahrelange ungesunde Ernährung führt nachweislich zu schweren Erkrankungen.

Bauen Sie selbst Bewegung in Ihren Alltag ein und essen Sie gesunde Lebensmittel. Dann schadet auch hin und wieder eine kleine Belohnung, die das Leben versüßt, nicht.

Folgen Sie mir in meinem Buch, das sich mit genau diesem Thema beschäftigt, und nehmen Sie wichtige Tipps und Ratschläge mit. Für eine gesunde Zukunft und ein Wohlbefinden bis ins hohe Alter!

Wie Sie sehen werden, gibt es viele Möglichkeiten, Ihr Gewicht in den Griff zu bekommen.

Oft machen Programme zum Gewichtsverlust viele Probleme. Wer will sich schon tagsüber durch den Diätdschungel plagen oder hungrig zu Bett gehen? Schwierige Kochprogramme, die nur funktionieren, wenn man einen Privatkoch zu Hause hat, sind auch nicht von Vorteil.

Viele dicke Menschen haben auch gar nicht die Zeit, um stundenlang am Herd zu stehen, denn die meisten sind berufstätig und haben so oder so schon wenig Zeit zur Verfügung.

Eine vernünftige Gewichtsreduktion kann nur dann funktionieren, wenn sie einfach und unkompliziert umgesetzt werden kann. Wie das geht? Genau das werde ich Ihnen zeigen.

Es gibt drei Dinge, auf die Sie achten sollten:

Körperliche Aktivität:

Finden Sie eine Sportart, die Ihnen Freude bereitet, denn dann werden Sie diese auch gerne machen.

Geregeltes, gesundes Essen:

Stellen Sie Ihr Essverhalten langsam um. Sie werden es gar nicht bemerken, wie immer mehr gesunde Lebensmittel Einzug halten.

Das Verhalten ändern:

Fasten ist nicht nötig, aber gesundes Essen ist das Wichtigste bei der Gewichtsreduktion.

Kapitel 1

Probleme, die bezüglich Ihres Gewichts auftreten

Für viele übergewichtige Personen sind gesundheitliche Probleme die kleinsten ihrer Sorgen. Mehr machen ihnen die Hänseleien und Sticheleien im Alltag zu schaffen.

Doch sie haben nicht nur damit zu kämpfen, was andere über sie denken, sondern vor allem damit, was sie selbst über sich denken. Als erwachsener Mensch haben wir uns ein Schutzpolster zugelegt, das uns vor diesen Angriffen schützt.

Viele Personen sind depressiv, weil sie geradezu besessen sind von dem Gedanken an ihr Gewicht. Sicherlich gibt es auch das Gegenteil: Übergewichtige, die sich keinerlei Gedanken über ihren Körper machen. Es kommt immer auf die Familie an, ob das Körpergefühl ein Thema ist oder eben nicht.

Doch zurück zu den Personen, für die es sehr wohl ein Problem ist, dick zu sein. Dabei ist es ganz und gar nicht hilfreich, dass jedes Model und jeder Schauspieler spindeldürr ist. Daran kann man wiederum sehen, was für ein Druck auf übergewichtigen Menschen lastet.

Eine Umfrage ergab, dass dicke Personen ihre Lebensqualität als ebenso hoch wie die eines Krebspatienten unter Chemotherapie einschätzen.

Es gibt andere Studien, die zeigen, dass Depressionen, geringe Selbstachtung und Isolation von anderen Mitgliedern der Altersklasse bei Übergewichtigen signifikant häufiger vorkommen, was wiederum Verhaltensstörungen bei manchen Personen auslösen kann.

Bei den Betroffenen ist es weniger wahrscheinlich, dass sie eine höhere Ausbildung absolvieren oder ihr inneres Gleichgewicht finden. Ebenso ist es erwiesen, dass sie Teil der unteren sozioökonomischen Gruppe sein werden. Ausnahmen bestätigen natürlich immer die Regel.

Noch schlimmer ist es jedoch, dass übergewichtige Menschen sehr hart mit sich selbst ins Gericht gehen und sich auch von anderen häufig schlecht behandelt fühlen.

Eine Studie, die durch Latner und Stunkard durchgeführt wurde, sagt aus, dass diese Situation von Jahr zu Jahr schlimmer wird.

Frühzeitig treten bei diesen Personen gesundheitliche Schäden auf, die nur schwer zu beheben sind.

Übergewichtige Personen leiden häufig an Herz- und Gefäßkrankheiten sowie Magen-/Darmproblemen, orthopädischen und neurologischen Problemen sowie Erkrankungen der Atemwege und vor allem an Bewegungseinschränkungen.

In der heutigen Zeit gibt es zahlreiche Abnehmprogramme oder Abnehmcamps, die dicken Menschen helfen sollen, ihr Leben wieder lebenswert zu gestalten.

Diese Programme beinhalten psychologische Therapien, zum Beispiel die Verhaltenstherapie, damit sich Übergewichtige wieder in ihrem Leben zurechtfinden.

Kapitel 2

Das Selbstbewusstsein wiederfinden und sich essenstechnisch erziehen

Ungefähr 40 % der Erwachsenen sind übergewichtig oder sogar fettleibig. Tatsächlich gibt es aber eine höhere Dunkelziffer für erkrankte Personen, die Einschränkungen in ihrem Leben in Kauf nehmen, wie zum Beispiel hoher Blutdruck, hoher Cholesterinspiegel oder beginnende Diabetes.

Studien besagen, dass ein Kind, das im Alter von 6 Jahren fettleibig ist, eine 50 %-Chance hat, auch im Erwachsenenalter übergewichtig zu sein.

Wenn noch dazu einer der beiden Elternteile übergewichtig sein sollte, dann kann dies zu einer 80 %-Chance führen, auch als Erwachsener dick zu sein.

Dies sollten ernüchternde Erkenntnisse für alle sein. Vor allem, wenn man schon als Kleinkind Anzeichen von Übergewicht gehabt hat.

Hier sollte unbedingt eingegriffen werden. Sie können gesündere Verhaltensweisen erlernen, sowohl bezüglich Ihrer Ernährungsgewohnheiten als auch in Bezug auf Ihre körperliche Aktivität – das alles wird Ihnen helfen, Gewicht zu verlieren.

Dieses Buch wird Ihnen deutlich vor Augen führen, dass es wichtig ist, wählerisch bei der Auswahl an Lebensmitteln zu sein. Die Wohlstandsgesellschaft führt zu einem Überfluss an Nahrungsmitteln, wo man nur hinschaut. Essen dient schon lange nicht mehr, um den Hunger zu stillen, sondern ist zu einer Freizeitaktivität geworden. Essen gibt es überall, dies hat sich in den letzten Jahren stark verändert. Wenn man zurückdenkt, hat man früher das Pausenbrot von zu Hause mitgenommen und da gab es nichts anderes, bis man wieder zu Hause war. Heute sieht die Sache ganz anders aus: Sicher gibt es noch immer einige, die ihre Lunchbox von zu Hause mitnehmen, aber die Mehrzahl isst gerne und oft auswärts oder holt sich die Snacks in der Kantine. Gerade dort wird dann viel zu oft zu Süßkram gegriffen, und das schon am Vormittag. Die Bäckereien auf dem Weg zur Arbeit bieten zu 90 % ungesunde und dickmachende Süßspeisen an und jeder greift gerne darauf zurück, wenn ihn der Heißhunger packt.

Essen sollte niemals eine Belohnung oder eine Strafe sein. Essen sollte einen einzigen Zweck haben, und zwar satt zu werden, wenn man Hunger hat.

Hunger ist ein wichtiges Thema. Essen sollte man, weil man hungrig ist und nicht, weil es gerade Mittag ist oder weil es gerade langweilig ist oder weil die Chipspackung so gut zum Fernsehschauen passt. Die Menge des Essens sollte ausschließlich vom Hunger abhängig sein. Man sollte nur so viel essen, bis man kein Hungergefühl mehr verspürt. Auf das Hungergefühl zu achten, haben die meisten schon verlernt.

Jedoch muss betont werden, dass nur mit medizinischer Zustimmung und unter Aufsicht des Arztes das Gewicht reduziert werden sollte.

Viele Ärzte ziehen es vor, das Gewicht eines übergewichtigen Menschen langsam zu reduzieren, bis die Relation von Körpergröße und Gewicht wieder stimmig ist.

Ich möchte mit Ihnen folgende 4 Punkte behandeln, die Ihnen die Ernährung und die körperliche Betätigung erleichtern sollen.

– Der jährliche Check beim Arzt, um Ihre Gesundheit und Ihr Gewicht zu kontrollieren

Besonders wichtig ist von Beginn an der jährliche Check beim Arzt. Das ist schon mal der richtige Weg, um Ihr Gewicht im Auge zu behalten, und der erste Schritt, um sich um das bereits bestehende Übergewicht zu kümmern. Gemeinsam werden monatliche Kontrolltermine fixiert, um Ihnen die Gewichtsreduktion zu erleichtern. In besonders heiklen Fällen und bei besonders hohem Übergewicht werden Ernährungsberater oder sogenannte Ernährungsambulanzen zu Rate gezogen. Dort bekommen Sie genaue Ernährungspläne und auch die sportlichen Aktivitäten werden detailliert besprochen. Im Normalfall funktioniert das Abnehmen problemlos aber auch zu Hause.

Bevor Sie allerdings grundlegende Änderungen in Ihrem Leben planen, nehmen Sie sich ein paar Minuten Zeit und überlegen Sie, wie das Leben in Ihrem Zuhause so aussieht.

Erlauben Sie sich die Möglichkeit, jederzeit so viel zu essen, wie Sie möchten, oder gibt es strikte Essenzeiten? Was essen Sie?

Werfen Sie zuerst einmal einen Blick darauf, wie viele Stunden Sie vor dem Fernseher oder dem Computer verbringen. Ein Erwachsener sollte im Durchschnitt nicht mehr als 24 Stunden in der Woche vor dem Fernseher verbringen. In der Realität sieht das zurzeit leider ganz anders aus. Der Fernseher ist vielen der Freund in einsamen Stunden geworden. Einige Menschen brauchen immer Lärm oder Stimmen um sich und dazu eignet sich der Fernseher am allerbesten. Geräuschkulisse nonstop – das brauchen manche rund um die Uhr. Bei vielen Personen läuft der Fernseher nicht zum Fernsehen, sondern als Geräuschkulisse. Das sollte man unbedingt vermeiden! Bewusstes Fernsehen muss eingeführt werden. Gezieltes Hinhören und beschränkte Einschaltzeit, das sind die ersten Schritte zur positiven Veränderung in Ihrem Leben. Denn auch dies hat indirekt mit Ihrem Übergewicht zu tun.

Protokollieren Sie jede Minute, die Sie vor dem Fernseher oder vor dem Computer sitzen, und versuchen Sie, diese Zeit zu halbieren. Auch so bleibt Ihnen immer noch genug Zeit, die Sie vor den Geräten verbringen.

Versammeln Sie Ihre Familie zu den Mahlzeiten am Esstisch. Gegessen wird gemeinsam am Esstisch, und zwar ausnahmslos, denn nur so haben Sie eine Kontrolle, wer wie viel und vor allem wann isst. Durch so eine kleine Veränderung kann nachweislich verhindert werden, dass jeder isst was er will und wie viel er will.

Nun müssen Sie Ihren Kühlschrank und Ihre Vorräte ins Visier nehmen. Zu welchen Lebensmitteln greifen Sie meistens, wenn Sie hungrig sind?

Wenn diese Nahrungsmittel zu stark fett- oder zuckerhaltig sein sollten, greifen Sie lieber zu Obst oder Gemüse als Zwischenmahlzeit.

Für die nächste Zeit, vor allem für die Zeit, in der Sie Gewicht verlieren wollen, darf es Zuhause keinerlei Nasch- oder Süßigkeiten geben! Es wird für Sie ohnehin schon schwierig genug sein, den Versuchungen zu widerstehen, auch ohne dass Sie zu Hause Süßigkeiten horten.

– Lassen Sie sich nicht durch Beleidigungen oder Ermahnungen zum Abnehmen bewegen oder davon abhalten.

Weder bei Erwachsenen noch bei Kindern funktioniert es, sie durch ewiges Meckern zum Abnehmen zu bringen. Ein übergewichtiger Mensch weiß selbst, dass er zu viele Kilos auf die Waage bringt, auch ohne dass jemand ihn ständig daran erinnert.

Was ein Übergewichtiger jedoch meistens nicht weiß, ist, wie er die lästigen Pfunde wieder los wird und sein angekratztes Selbstvertrauen wieder aufbaut. Jeder Mensch möchte die Gewissheit haben, dass er so geliebt wird, wie er ist. Egal, wie er aussieht, egal, wie gut er im Berufsalltag zurechtkommt, und vor allem egal, wie viel Gewicht er auf die Waage bringt. Für die Außenwelt kann es wiederum sehr schwierig sein, jeden so zu akzeptieren, wie er ist. Es gibt eben solche und solche. Auch dünne Eltern haben nicht automatisch dünne Kinder und bei Übergewichtigen gilt das entsprechend genauso. Deshalb muss man der Sache Zeit geben und daran glauben, dass die Maßnahmen, die wir Ihnen aufzeigen, eines Tages Erfolg bringen werden. Das wird eine gewisse Zeit in Anspruch nehmen, denn die überflüssigen Kilos sind auch nicht über Nacht auf Ihren Rippen gewachsen. Deshalb ist es auch so extrem wichtig, eine Ernährung zu finden, die Sie im Alltag bei der Essenszubereitung nicht überfordert, und bei der Sie satt werden. Denn je nachdem, wie viel Übergewicht Sie haben, wird es einige Zeit bei dieser Ernährungsform bleiben.

Besonders leicht ist es natürlich, wenn die ganze Familie sich solidarisch zeigt und beim Ernährungsplan und der Ernährungsumstellung mitmacht.

So bekommt niemand das Gefühl, anders zu sein als der Rest der Familie. Zusammen geht alles leichter, und gesundes Essen schadet auch der restlichen Familie nicht.

Das heißt, dass wir unseren Kindern schon zeigen sollten, wie eine gesunde Mahlzeit aussieht. Sicherlich ist es in der heutigen, schnelllebigen Zeit schwierig, sich genug Zeit für das Zubereiten von Essen zu nehmen. Das Angebot an Fastfood und Schnellimbisse locken überall und es ist immer bequemer, sich schnell ein fertiges Essen mitzunehmen, als sich selbst an den Herd zu stellen. Aber genau da lauert die Gefahr!

Wie sieht eine gesunde Mahlzeit überhaupt aus?

Die gesunde Mahlzeit besteht zur Hälfte aus Gemüse oder Salat. Zu einem Viertel aus stärkehaltigen Lebensmitteln (Reis oder Nudeln) und zu einem Viertel aus proteinreichen Lebensmitteln wie Fleisch oder Fisch.

Sie müssen sich aber auch bewusst sein, dass die Versuchung, Süßigkeiten einzukaufen, da sein wird und Ihre Ernährungspläne durcheinanderbringen kann. Die Ernährungsumstellung wird auch sicher nicht von heute auf morgen Früchte tragen, denn Sie waren jahrelang gewohnt, etwas anders zu essen. Ihr Körper wird sich teilweise weigern oder Sie sogar boykottieren. Sie brauchen viel Geduld, aber es wird sich langfristig lohnen. Schließlich geht es um Ihre Gesundheit, für die Sie allein verantwortlich sind.

– Sport- und Bewegungsprogramme für die gesamte Familie sollten auf dem Tagesplan stehen.

Bewegung ist wichtig!

Die Weltgesundheitsorganisation WHO empfiehlt **mindestens 30 Minuten** Bewegung am Tag für Personen mit sitzender Tätigkeit. Um Übergewicht vorzubeugen, sollte man sich am Tag sogar 1 Stunde intensiv körperlich betätigen.

Eine gute Art, die alten Gewohnheiten aufzubrechen, ist, zusammen mit der ganzen Familie sportliche Aktivitäten zu planen. So werden nicht nur Kalorien verbrannt, sondern es wird auch eine Basis für die Eltern-Kind-Kommunikation geschaffen. In der heutigen Zeit bleibt leider immer weniger Raum für gemeinsame Aktivitäten, doch gerade diese sind extrem wichtig, um ihr Gewicht zu reduzieren.

Auch spielt der finanzielle Aspekt keine Rolle, es muss ja keine teure Sportart ausgeübt werden. Es gibt auch kostengünstige Varianten oder sogar kostenlose, wie spazieren gehen oder eine Radtour, wenn Fahrräder vorhanden sind.

Finden Sie heraus, was Ihnen Spaß machen könnte, und versuchen Sie, eine Bewegungsaktivität für sich zu finden. Es muss Ihnen Spaß machen, sonst funktioniert es nicht.

Gehen Sie als gutes Beispiel voran! Versuchen Sie, Bewegung in den Alltag einzubauen, denn nur so werden Sie es als normal empfinden, dass regelmäßige Bewegung ein Muss ist, um den Körper in Form zu bringen. Wie sehr das Verhalten durch das familiäre Umfeld geprägt und verstärkt wird, bestätigen Untersuchungen, die zeigen, dass Eltern übergewichtiger Kinder die körperliche Betätigung ihrer Kinder sogar verhindern.

– Ermuntern Sie sich zu richtigem Verhalten.

Am besten motiviert man sich selbst, indem man sich einen fixen Plan macht. Beschäftigen Sie sich mit Ihrem Übergewicht. Rechnen Sie sich aus, wie viele Kilos Sie verlieren möchten, damit Sie Ihr Traumgewicht erreichen. Legen Sie ganz genau zeitmäßig fest, wie lange es dauern wird, bis Sie Ihr Ziel erreicht haben. Wiegen Sie sich jede Woche nur einmal ab, denn zu viel Beschäftigung mit der Waage tut Ihnen nicht gut. Das Körpergewicht schwankt, zu oft wiegen würde Sie nur frustrieren, wenn das Gewicht zu langsam schmilzt. Wie schon gesagt, es wird einige Zeit dauern, aber ich verspreche Ihnen, Sie werden nicht hungern und Ihr Körper wird sich daran gewöhnen. Setzen Sie sich also ein genaues Zeitlimit, denn es ist für Ihre Motivation sehr wichtig zu wissen, wann Sie es geschafft haben werden. Das Ziel ist eindeutig, sich gesund zu ernähren und auf den Körper achtzugeben, um ein hohes Alter zu erreichen.

Kapitel 3

Ratschläge, um Ihnen beim Abnehmen zu helfen

Abnehmen ist für jede Person anders. Gewichtsabnahme hängt vom Alter, Ihrem Stoffwechsel, Ihren Essgewohnheiten sowie von der Art des Lebensstils ab. Meistens ist es für Kinder und Teenager leichter abzunehmen als für Erwachsene, da der Körper viel schneller und leichter Kalorien verbraucht.

Das Leben der Jugendlichen gestaltet sich oft viel aktiver als das Leben der Erwachsenen. Sie haben mehr Spaß an Gymnastik und anderen sportlichen Aktivitäten. Solche Aktivitäten helfen den Kindern, den Stoffwechsel auf Trab zu bringen und viele Kalorien zu verbrennen. Das hilft wiederum, den Essensplan besser zu gestalten.

Wir sprechen auch von keiner Diät!

Diäten sind nicht akzeptabel. Eine vernünftige Ernährungsumstellung ist der einzige Weg, Sie dauerhaft schlank und gesund zu halten. Diät heißt in den meisten Fällen Verzicht, und so können Sie keine Schlacht gewinnen, denn da wird Ihr Körper auf kurz oder lang zu streiken beginnen.

Nutzen Sie Ihre Energie und setzen Sie sie gezielt ein.

Wenn Sie Ihr Gewicht reduzieren wollen, sollten Sie ein aktives Leben führen, zum Beispiel, indem Sie eine Sportart ausüben.

Sie müssen Kalorien verbrauchen, dann können Sie auch mehr Nahrung zu sich nehmen. Deshalb ist sportliche Aktivität so wichtig, um das Gewicht zu regulieren. Wenn Sie nur vor dem Fernseher sitzen und keine Bewegung machen, werden Sie langfristig zunehmen, auch wenn Sie gesünder essen.

Kapitel 4

Einfache Regeln, um Ihnen ein sicheres und langsames Abnehmen zu garantieren

In diesem Kapitel beschäftigen wir uns mit ein paar einfachen Regeln, die Sie befolgen sollten, wenn Sie Ihr Übergewicht abbauen wollen. Der Schlüssel zu einem gesunden Gewicht sind gesunde Gewohnheiten. Übergewicht ist heutzutage ein großes Problem, das immer mehr zunimmt. Nur Sie selbst sind der Schlüssel zu Ihrem Wohlfühlgewicht. *Sie* müssen etwas in Ihrem Leben verändern.

Obgleich es keine Zauberformel gibt, ist der Schlüssel zu einem gesunden Gewicht eine gesunde Lebensweise – und die macht sich dann bis ins hohe Alter bezahlt.

1. Unrealistische Vorbilder

Für viele Personen ist ihr Gewicht und ihr Aussehen eine sehr heikle Angelegenheit. Erinnern Sie Ihr Unterbewusstsein daran, dass es keinen perfekten Körper gibt, außer man trainiert hart und fleißig. Nicht jeder kann die Figur von Heidi Klum oder Cristiano Ronaldo haben, jeder Mensch ist anders veranlagt.

Es ist sehr verführerisch heutzutage, wenn man permanent schöne, schlanke Menschen aus der Zeitung lächeln sieht. Das vermittelt uns ein falsches Bild von Schönheit und Normalität. Jeder Mensch ist einzigartig, und nicht alle Menschen können gleich aussehen. Versuchen Sie, die richtigen und realisierbare Ziele auszuarbeiten und planen Sie genug Zeit für die Erreichung dieser Ziele ein. Lassen Sie sich helfen, wenn Sie nicht sicher sind, wie Sie es am besten angehen sollen. Es gibt

Fachpersonal, das sich mit der Ausarbeitung solcher Pläne befasst und das genau weiß, wie man die besten Erfolge erzielt.

Anstatt über dick und dünn zu reden, konzentrieren Sie sich lieber auf gesundes Essen und Verhaltensweisen, die ein gesundes Gewicht begünstigen. Machen Sie sich im Internet schlau, es gibt so viele Programme, die man mühelos von zu Hause aus durchführen kann und die wirklich einfach umzusetzen sind.

Sie können auch mit Ihrem Arzt sprechen, was dabei helfen wird, realistische Ziele zu setzten, auch unter Berücksichtigung des medizinischen Aspektes, des Alters und der allgemeinen Gesundheit.

2. Machen Sie keine Crash-Diäten und bestellen Sie keine Wundermittel, die etwas versprechen, was nicht machbar ist.

Informieren Sie sich, wie man gesund Gewicht verliert. Bestellen Sie niemals irgendwelche Abnehmpillen oder Crash-Diäten, die sich verlockend anhören.

Es gibt kein Wundermittel, das Ihre Pfunde dahinschmelzen lässt. Würde es dieses Mittel tatsächlich geben, gäbe es Berichte und Studien dazu, aber die gibt es leider nicht. Lose Versprechungen über Abnehmen ohne vernünftiges Essen, begleitet von Bewegung, ist eine reine Geldfalle.

Setzten Sie auch niemals auf einseitige Crash-Diäten, auch das führt langfristig nicht zu dem gewünschten Ergebnis.

3. Sportliche Aktivitäten

Jeder Erwachsene sollte sich 30-60 Minuten am Tag bewegen. Das bedeutet aber nicht, dass Sie Sport an einem Stück machen müssen. Die Tätigkeit kann sich auch über den Tag verteilen, wichtig ist nur, dass sich der Körper bewegt. Mannschaftssportarten oder Aktivsein im Sportverein sind ein guter Weg, um sich körperlich zu betätigen. Vor allem wenn auch Freunde mitmachen, bekommt das Ganze einen spielerischen Charakter und Sie werden die Bewegung nicht als Teil eines Abnehmprogrammes sehen. Melden Sie sich im Fitnessstudio an oder suchen Sie sich ein Trainingsprogramm für zu Hause, wenn Sie lieber zu Hause trainieren.

Im Internet finden Sie viele Trainingsprogramme von verschiedenen Abnehmtrainern, die sicherlich hilfreich sind. Da gibt es wirklich für jeden etwas, und für ein paar Euro bekommt man online sogar seinen eigenen Trainingsplan.

Es gibt so viele Möglichkeiten, wie zum Beispiel mehr zu Fuß zu gehen oder häufiger spazieren zu gehen. Es können auch durchaus öfter einmal das Fahrrad oder der Roller benutzt werden.

Wenn Sie einen Hund besitzen, erweitern Sie die Ausgehstrecken. Finden Sie einfach heraus, was Ihnen Spaß macht und entscheiden Sie sich für irgendetwas. Hauptsache Sie bewegen sich regelmäßig. Das heißt: 3-4 Mal die Woche, und das konstant.

4. Frühstück ist enorm wichtig!

Wenn Sie ein Morgenmuffel sein sollten, versuchen Sie, früher aus dem Bett zu kommen, damit Sie noch genug Zeit haben, ein Frühstück zu sich zu nehmen.

Wie oft haben Sie schon gehört: Frühstück ist die wichtigste Mahlzeit des Tages!

Ein gutes, nahrhaftes Frühstück hilft, seinen Tag zu starten und kurbelt den Kreislauf an, damit Sie den Vormittag vital und fit überstehen. Sie werden auch feststellen, dass Sie so viel mehr Energie erhalten und tagsüber weniger zu sich nehmen müssen.

Wenn Sie kein Fan von Vollkornbrot oder Müsli sein sollten, können Sie auch Reste vom Essen des Vortags essen. Ein Stück Käse, einige Nüsse, etwas Joghurt oder etwas Obst erfüllen den gleichen Zweck.

Nur Hände weg von sogenannten Cerealien! Das ist kein Frühstück!

Leider ist es auch bei uns immer mehr in Mode gekommen, Cerealien zu sich zu nehmen. Es ist unglaublich, wenn man im Supermarkt durch die Gänge geht, wie viele Sorten es davon gibt. Sehen Sie mal auf der Packung nach, aus was Cerealien bestehen – nämlich hauptsächlich aus Zucker. Das kann kein guter Start in den Tag sein!

Versuchen Sie, sich einige Frühstücksvarianten auszuarbeiten und achten Sie auf Ihre Wünsche.

Essen soll Spaß machen und Sie sollten niemals das Gefühl haben, auf Diät zu sein.

5. Gesunde Snacks und Zwischenmahlzeiten

Es kann ziemlich schwierig werden, eine gesunde Wahl zu treffen, besonders wenn die Straßen voll von Snackautomaten sind, die vor allem ungesunde und zuckerreiche Nahrung anbieten. Aber es ist möglich!

Ermutigen Sie sich, die ungesunden Snacks durch gesunde auszutauschen: Gefrorene Trauben, Orangen, Erdbeeren oder andere frische Früchte sind eine gute Alternative. Ebenso eignen sich Paprika in allen Farben, Nüsse, Kirschtomaten – je nachdem, was Sie so mögen.

Es darf alles gegessen werden, was Sie gerne essen, außer Zucker und Weißmehl. Diese zwei Dickmacher sollten Sie aus dem Speiseplan streichen, solange Sie Gewicht verlieren wollen.

Belohnen Sie sich mit einer wunderbaren Sache:

An einem Tag der Woche dürfen Sie essen, was Sie wollen!

Ja genau: was Sie wollen.

Natürlich kann ich nicht versprechen, dass Sie, wenn Sie an Ihrem Cheat Day – so nennt man so einen Belohnungstag – alles Mögliche in sich hineinstopfen, dann auch Gewicht verlieren. Trotzdem sollten Sie einen Tag in der Woche haben, auf den Sie sich freuen können. Dann darf es auch hin und wieder Pizza und Co. geben. Sie werden sehen, mit dieser kleinen Wunderwaffe werden Sie es immer leichter schaffen, sich unter der Woche zurückzuhalten. Denn es kommt jede Woche der Tag, an dem Sie alles essen können, was Sie wollen.

6. Kontrollieren Sie die Menge des Essens

Hinsichtlich der Portionen, die Sie zu sich nehmen, kommt es wirklich auf die Größe an. Versuchen Sie nur zu essen, wenn Sie wirklich Hunger haben. Es sollte Ihnen gelingen, das Essen aus Langeweile zu unterlassen, indem Sie sich mit anderen Dingen beschäftigen und ablenken.

Kontrolle ist wichtig, nur so können Sie feststellen, wie viel und vor allem wie oft Sie Nahrung zu sich nehmen.

Achten Sie auch darauf, dass Sie nur so lange essen, wie Sie hungrig sind, und nicht automatisch mehr in sich hineinstopfen. Vielleicht sind Sie ja schon nach einem Stück Fleisch satt und brauchen die anderen Stücke gar nicht mehr. Finden Sie heraus, wie viel Sie brauchen, um satt zu werden. Das ist ein sehr wichtiger Punkt: Sie müssen satt werden! Geben Sie Ihrem Körper auf alle Fälle ausreichend zu essen. Es sollte sich nicht um eine Diät handeln, sondern um ein Regulieren Ihres Gewichtes, und das funktioniert nur, wenn Sie sich wohlfühlen. Es wird vielleicht etwas länger dauern, aber Sie werden sich dabei wohlfühlen und vor allem nicht hungrig sein.

7. Keine Kalorienzufuhr durch Getränke!

Eine durchschnittliche Dose Limonade enthält 150 Kalorien und 10 Teelöffel Zucker!

Auch Fruchtsaft, Kaffeespezialitäten und andere Getränke enthalten Kalorien. Sie nehmen den ganzen Tag über viele "leere" Kalorien zu sich und müssen verhindern, dass es durch solche Getränke noch mehr werden.

Ersetzen Sie alle Getränke durch Wasser. Wasser zu trinken ist die natürlichste Form, um den Durst zu löschen. Es ist billig, kalorienarm und eigentlich das Beste, was uns unsere Erde schenkt. Hiermit können Sie viele Kalorien einsparen.

Ermutigen Sie sich, Wasser zu trinken und nur an den Cheat-Tagen zu Limonade und anderen Süßgetränken zu greifen.

Das Gleiche gilt natürlich auch für Alkohol, der genauso viele Kalorien hat wie Softgetränke.

8. Die Familie als Unterstützung

Meistens sind nicht alle Familienmitglieder einer Familie von Gewichtsproblemen betroffen, aber es wäre von Vorteil, wenn sich alle solidarisch zeigen würden und Sie dadurch unterstützen. Schließlich ist gesünderes Essen und Bewegung gut für jedes Familienmitglied. Wenn Sie nur zu zweit sind, fällt die Entscheidung mitzumachen noch leichter. Warum nicht die ganze Familie dazu anregen, frisches Obst, Gemüse und Vollkornprodukte zu essen?

a.) Es ist wichtig, dass Sie sich kopfmäßig umstellen.

b.) Vergessen Sie ungesunde Fertigkost, auch wenn gesunde Lebensmittel teurer sind. Sie sind eine gute Investition in Ihre Gesundheit.

c.) Probieren Sie neue, gesunde Rezepte aus.

d.) Essen Sie niemals auf der Couch, vor dem Fernseher oder vor dem Computer, denn das regt dazu an, mehr zu essen.

e.) Organisieren Sie lustige Aktivitäten. Spaziergänge nach dem Essen sind immer eine gute Möglichkeit, gemeinsame Zeit zu verbringen.

9. Eine positive Einstellung ist enorm wichtig.

Übergewicht führt nicht automatisch zu geringem Selbstbewusstsein. Es ist auf jeden Fall wichtig, sich so zu akzeptieren, wie man eben ist.

Belohnen Sie sich, wenn Sie Erfolge erzielt haben, und machen Sie sich eine Liste mit Kleinigkeiten, die Sie schon immer haben wollten. Bei jedem Teilerfolg kaufen Sie sich etwas Schönes als Belohnung. Das motiviert ungemein.

Der einzige Grund für die Gewichtsreduktion sollte Ihr Wohlergehen sein. Sie können auch Ihre Gefühle ausdrücken, indem Sie Tagebuch oder Diätbuch führen. So können Sie jederzeit sehen, welche Erfolge oder auch welche Misserfolge zustandekommen. Finden Sie heraus, wie Sie diese etwas schwierige Zeit gut überbrücken können.

Wenn Sie unter geringer Selbstachtung leiden und Probleme haben, auf gesunde Weise mit Ihrem Übergewicht umzugehen, suchen Sie Hilfe in Selbsthilfegruppen oder bei betroffenen Personen, die das gleiche Ziel haben. Wiederum im Internet gibt es viele Gruppen, die sich gegenseitig motivieren und sich vorantreiben.

Es gibt viele Hilfsprogramme, die dabei helfen, mit dem sozialen Druck von außen klarzukommen. Diese unterstützen Sie dabei, Kontrolle über das Körpergewicht zu erlangen, was sich wiederum auf Ihr ganzes Leben auswirkt.

Kapitel 5

Wie Sie schnell und sicher Gewicht verlieren

Übergewicht schadet nicht nur der Gesundheit von Erwachsenen, sondern kann auch für Kinder und Jugendliche problematisch sein.

Hochwertige Nahrungsmittel gibt es bei uns in Hülle und Fülle, und man könnte daher davon ausgehen, dass Kleinkinder mit den notwendigen Nährstoffen und Vitaminen entsprechend versorgt sind. Die Realität jedoch zeigt, dass bereits Kleinkinder viel zu süß, zu fett und zu salzreich essen.

Die Verantwortung, sich im Erwachsenenalter gesund zu ernähren, liegt allein bei Ihnen. Auch wenn Ihre Eltern vielleicht bei Ihrer Ernährung vieles falsch gemacht haben, jetzt ist es an der Zeit zu handeln.

Normalerweise essen wir zu wenig Gemüse und zu wenig Kohlenhydrate wie Reis, Nudeln, Kartoffeln oder Vollkornbrot. Dagegen nehmen wir viel zu viel Süßes, Backwaren, Wurst und Käse zu uns.

Eiweiß ist ein sehr wichtiger Bestandteil unserer Ernährung.

Die empfohlene Eiweißzufuhr beträgt 1 g Eiweiß pro Körpergewicht pro Tag.

Wir nehmen jedoch viel zu viel Eiweiß in Form von Milch, Wurst und Fleisch zu uns. Studien haben gezeigt, dass zu viel tierisches Eiweiß Übergewicht extrem begünstigt.

Zu viel Zucker ist das nächste Hauptproblem, das die Gewichtsreduktion behindert. Im Alter verdoppelt sich die Aufnahme von Zucker durch Getränke. Laut WHO ist die **Zuckermenge jedoch auf ungefähr 27 g pro Tag** zu beschränken.

Wenn Sie eine sogenannte Schlecklade zu Hause haben sollten, leeren Sie diese. Sie werden sie in den nächsten Wochen und Monaten nicht brauchen, und sie verleitet nur zu unnützem Naschen.

Es wird auch viel zu viel "falsches" Fett zu sich genommen, nämlich zu viel gesättigte Fettsäuren. Die Empfehlung lautet:

1 Teelöffel hochwertiges Öl und 5 g Streichfett pro Tag.

Hochwertige Fettsäuren spielen eine besondere Rolle für das zentrale Nervensystem. Die Folgen eines Mangels wären Konzentrationsschwäche, Lernstörungen und motorische Störungen.

Eine frühe Gewöhnung an zu viel Salz ist auch nicht unproblematisch, denn eine hohe Salzzufuhr stellt einen Risikofaktor für den Blutdruck dar. Sparen Sie mit dem Salz und kaufen Sie keine Fertigprodukte, da der Salzgehalt hier enorm hoch ist.

Maximal **3 Mahlzeiten pro Woche** sollten Wurst und Fleisch beinhalten. Magere Fleisch- und Wurstsorten sind zu bevorzugen.

Fisch sollte mindestens **1-2 x wöchentlich** auf dem Speiseplan stehen. Mögen Sie keinen Fisch, dann wenden Sie ihn in geschlagenem Ei und Bröseln und braten ihn in Rapsöl an. Noch besser sind natürlich Zubereitung nach Pariser Art oder jegliche Art von Nüssen als Panier.

Milchprodukte sollten nicht mehr als 3 Portionen pro Tag ausmachen. Dazu zählen Milch oder Milchgetränke, Joghurt sowie Käse.

Gemüse und Vollkornprodukte sollten Sie täglich zu sich nehmen. Gemüse wird frisch zubereitet und schonend gegart.

Sie werden sicherlich auch für sich eine passende Gemüsesorte finden, die Sie gerne mögen. Probieren Sie einige Sorten aus und finden Sie heraus, welches Gemüse Ihnen am besten schmeckt. Pro Tag werden **2 Portionen Gemüse** empfohlen. Wussten Sie, dass Tiefkühlgemüse eine wertvolle Alternative zu frischem Gemüse darstellt? Es wird erntefrisch eingefroren und liefert daher jede Menge Vitamine.

Eier sind ebenso in den täglichen Speiseplan einzubauen. Sie werden feststellen, dass man mit Eiern so manches machen kann und nebenbei schnell satt wird. Auch für zwischendurch als Snack eignen sich Eier hervorragend.

Kartoffeln dürfen mehrmals pro Woche auf dem Speiseplan stehen, sie sind von der Nährstoffdichte her Nudeln und Reis überlegen.

Verwenden Sie zum Kochen und Braten Oliven-, Raps-, Sonnenblumen- oder Maiskeimöl oder Ceres, denn diese Fette sind reich an ungesättigten Fettsäuren. **1 Teelöffel hochwertiges Fett pro Tag ist ausreichend!**

Obst sollte in Ihrem Speiseplan nicht fehlen. Täglich frisches Obst nimmt den Hunger und hält Sie gesund. Die Obstsorten sollten saisonal gewählt werden. Bringen Sie täglich bis zu **zwei Portionen Obst** in den Speiseplan ein.

Verwenden Sie statt Schlagobers für die Soßen eine kalorienärmere Variante wie z. B. Crème fraîche oder Cremefine.

Wählen Sie in der Zeit, in der Sie Gewicht verlieren wollen, fettarme Zubereitungsvarianten, wie z. B. Garen im Dampfgarer, in der Alu- oder Bratfolie im Rohr, im Wok, und vermeiden Sie, Dinge zu panieren.

Nüsse sind eine gute Zwischenmahlzeit, sie stillen den Hunger und sind besonders wertvoll. Es gibt so viele verschiedene Nüsse, wie z. B. Walnüsse, Cashewnüsse, Haselnüsse usw.

Den kleinen Hunger zwischendurch stillt man am besten mit Obst, Trockenfrüchten, Joghurt oder Nüssen.

Bevorzugen Sie bei Nudeln Tomatensauce, diese ist kalorienarm und enthält keine versteckten Fette. Bevorzugen Sie generell Vollkornprodukte, ganz egal ob bei Nudeln oder Reis.

Noch einmal: Trinken Sie Wasser. Limonade oder Alkohol gibt es ab heute, während der Gewichtsreduktion, nur an den Cheat-Tagen.

Teilen Sie die Nahrungsaufnahme in 5 Mahlzeiten auf: Frühstück, Snack, Mittagessen, Nachmittagssnack, Abendessen. So werden Sie niemals Heißhunger kriegen, und es bleiben die gefürchteten Fressattacken aus.

Achten Sie auch darauf, abends kohlenhydratarm zu essen. Meiner Erfahrung nach purzeln die Pfunde am schnellsten, wenn man abends keine Kohlenhydrate isst.

Wenn Sie morgens normal frühstücken, zwischendurch einen kleinen Snack essen, normal mittagessen und abends sich vor allem eiweißreich ernähren, klappt es ganz sicherlich mit einer raschen Gewichtsreduktion.

Topfen oder Quark sind eine tolle Variante, sich abends eiweißhaltig zu ernähren. Es gibt viele leckere Rezepte, die Topfen enthalten.

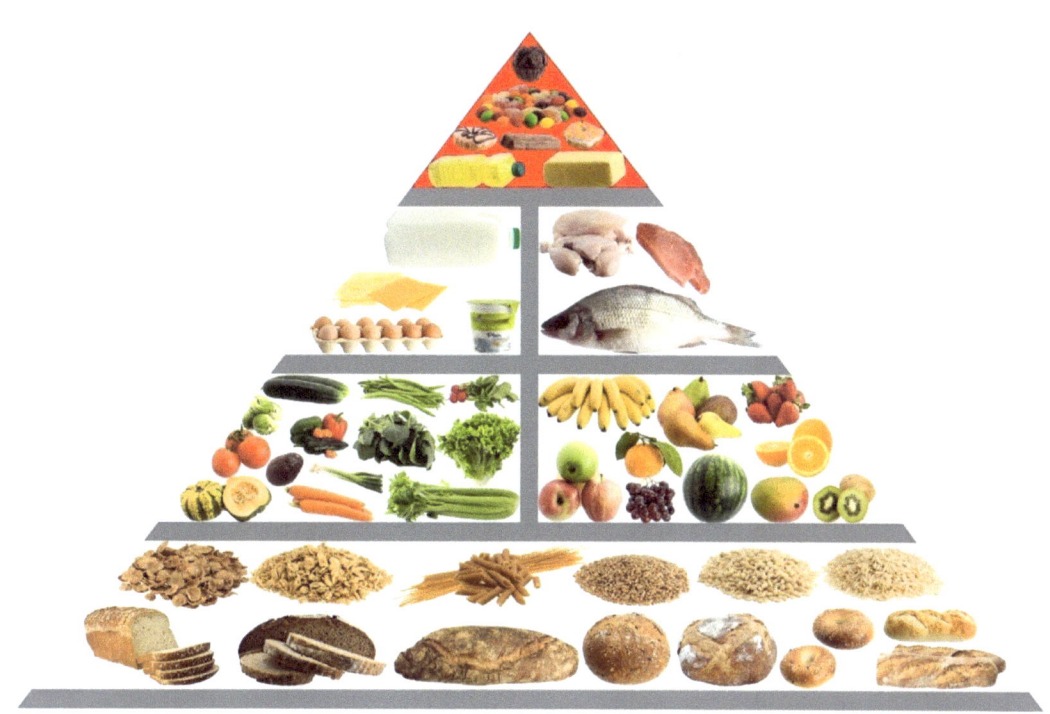

Kapitel 6

Sport in den Alltag einbauen

Sport sollte in Zukunft dazu gehören, machen Sie sich einen fixen Plan, was genau jede Woche anfällt. Wie schon erwähnt, stellen Sie sich Ihren persönlichen Trainingsplan zusammen. Falls Sie Hilfe brauchen, lassen Sie sich von einem Profi helfen, der Ihnen ein fixes Trainingsprogramm zusammenstellt.

Animieren Sie sich, sich an der frischen Luft zu bewegen und sehen Sie Ihr Sportprogramm als Notwendigkeit, wenn Sie erfolgreich sein wollen.

Wenn Sie keinen großen Garten haben, weichen Sie auf Spielplätze oder Parkanlagen aus, so können Sie sich so richtig austoben und verbrauchen wertvolle Kalorien.

Sie werden bei dieser Art von Bewegung feststellen, dass balancieren, springen, tanzen, werfen und rennen sinnvolle Bewegungen sind, die dem Körper gut tun und die Grobmotorik trainieren.

Die meisten Menschen verbringen enorm viel Zeit im Sitzen, dazu kommen weitere Stunden vor dem Fernseher und auf der Couch. Für die gesunde Abnahme Ihres Körpergewichtes ist deshalb Bewegung enorm wichtig.

Natürlich können Sie auch zuhause Sport treiben. Wenn das Wetter mal nicht so mitspielt, gibt es keine Ausrede, sich bewegen kann man auch in den eigenen vier Wänden.

Im Internet finden Sie viele Trainingsprogramme, die Sie mühelos anwenden können. Auch hier gilt wieder: Am besten machen alle mit!

Gehen Sie täglich spazieren oder walken.

Motivieren Sie sich, bei Haus- und Gartenarbeit mitzuhelfen, auch diese Form von Bewegung verbraucht Energie.

Wenn Sie kein sportbegeisterter Mensch sind – das nehme ich mal an, sonst wären Sie nicht übergewichtig –, wird sich diese Begeisterung nicht von heute auf morgen einstellen, denn Ihr Körper ist es nicht gewohnt, sich regelmäßig zu bewegen. Sie werden häufig Muskelkater haben, da die Muskulatur untrainiert ist und Zeit braucht, sich aufzubauen. Lassen Sie sich von all diesen Dingen nicht entmutigen! Es geht fast jedem so, der am Anfang seines Weges steht. Aber es wird immer besser. Bleiben Sie dran. Aufgeben gibt's nicht!!!

Ihr Körper braucht viel Zeit zur Umstellung in seinen neuen Lebensrhythmus.

Es wird auch kilomäßig Rückschläge geben, die Sie sicherlich nicht gerade motivieren werden, aber wie schon gesagt, setzen Sie sich einen zeitlichen Rahmen von ca. 15 Wochen, und dann wird verglichen. Kleine Schwankungen wird es immer geben und es wird Sie demotivieren, wenn Sie sich täglich auf die Waage stellen. Einmal pro Woche reicht durchaus.

Kapitel 7

Der richtige Ernährungsplan

Am besten eignen sich für den Ernährungsplan fünf Mahlzeiten pro Tag.

Frühstück – Zwischenmahlzeit – Mittagessen – Zwischenmahlzeit – Abendessen

Wie Sie die Mahlzeiten einteilen, bleibt ganz Ihnen überlassen, denn nur Sie kennen Ihren Tagesablauf. Wenn Sie mittags nicht zuhause essen, dann fällt die Hauptmahlzeit auf den Abend und die anderen Mahlzeiten verteilen sich auf den übrigen Tag.

FRÜHSTÜCK:

Sie sollten ein Frühstück zu sich nehmen, das Ihnen schmeckt. Außer Süßigkeiten, Weißbrot oder süßen Cerealien ist alles erlaubt.

Hier einige Vorschläge:

Zum Trinken eignen sich hier am besten **Tee, Kaffee** oder ein paar Schlucke **Orangensaft**. Kakao sollte eher seltener getrunken werden, weil sich hier wieder viele Kalorien schon beim Frühstück verstecken, die wir im Laufe des Tages dringender brauchen, dann schon eher nur Milch.

Ein **Müsli**, kombiniert mit Früchten, ist auch eine tolle Frühstücksidee. Wenn es möglich ist, verwenden Sie kein Fertigmüsli, da auch hier wieder viel versteckter Zucker enthalten ist. Verwenden Sie Haferflocken mit Rosinen und Früchten sowie einigen Nüssen, etwas Milch oder Joghurt darüber und schon ist eine gesunde Frühstücksmahlzeit fertig. Dasselbe kann auch mit Topfen (Quark) gemacht werden.

Fruchtjoghurt kann natürlich auch genommen werden, achten Sie aber auf den Zuckergehalt des Joghurts, denn auch hier gibt es viele Zuckerfallen, die man vermeiden kann.

Wenn Sie nicht der große Frühstücksfan sind, nehmen Sie etwas **Obst**, doch bitte niemals ohne Frühstück aus dem Haus gehen, denn genau dadurch produziert man tagsüber Heißhungeranfälle.

Eine andere Variante für ein gesundes Frühstück sind **Eier**. Rühreier, Spiegeleier, Omelett – jede dieser Eierspeisen eignet sich hervorragend als Frühstück. Essen Sie ein Stück Brot dazu und Sie kommen gut über den Vormittag.

Apfelkompott ist auch eine gute Möglichkeit, wenn Sie nur wenig Zeit zum Frühstücken haben oder kein Frühstücker sind.

Fruchtshakes sind zurzeit sehr beliebt. Stellen Sie einen Mixer oder den Pürierstab in die Küche, so geht es ganz schnell, sich mit etwas Milch oder Topfen und vielen Früchten einen leckeren Frühstücksshake zuzubereiten.

Benutzen Sie **Zimt** als Süßungsmittel. Zimt ist gesund und begünstigt das Abnehmen.

Vollkornbrot mit beliebigem Belag, wie Hüttenkäse, Putenwurst, magerem Schinken oder etwas Käse, eignet sich ebenfalls hervorragend als gesundes Frühstück.

Hier habe ich Ihnen einige von vielen Möglichkeiten aufgeschrieben, die Ihnen einen guten Start in den Tag ermöglichen.

Nochmals: Versuchen Sie, allen Süßspeisen am Morgen aus dem Weg zu gehen, dazu gehören, auch wenn Sie geliebt und viel gegessen werden, alle Cerealien!

SNACKS:

Da für das Frühstück an einem normalen Arbeitstag meistens wenig Zeit bleibt, ist es umso wichtiger, dass Sie eine

Zwischenmahlzeit mitnehmen. Es kommt darauf an, wie viel Sie am Morgen frühstücken. Essen Sie morgens eine große Menge, sollten Sie den Snack eher kleiner halten, etwas Obst oder Gemüse. Frühstücken Sie morgens wenig, kann der Snack etwas größer sein, wie etwa ein Vollkornbrötchen oder Knäckebrot.

Obst und Gemüse eignen sich hervorragend als Snack, um es in die Arbeit oder für unterwegs mitzunehmen. Schneiden Sie Gemüse aller Art, je nachdem welches Sie bevorzugen, klein zusammen und nehmen Sie es in einer Essensbox mit.

Klein portioniertes **Vollkornbrot oder Knäckebrot** mit leichtem Aufstrich oder etwas Gemüse sind auch ein toller Snack für zwischendurch. Bereiten Sie selbst etwas Liptauer Käse zu und streichen Sie ihn auf das Brot. Sie brauchen nur etwas Topfen (Quark), Paprikapulver, Gewürze, kleine Essiggurken und schon haben Sie den Liptauer fertig. Durch diese kleinen Zwischenmahlzeiten werden Sie niemals Heißhunger bekommen und so sind Sie auf dem richtigen Weg, um ihr Gewicht in den Griff zu bekommen.

Sollten Sie kein **Joghurt** zum Frühstück essen, können Sie diesen auch als Snack verzehren. Mit etwas Obst ist er eine hervorragende Zwischenmahlzeit.

Nehmen Sie **Nüsse** mit für unterwegs. Sie dürfen alle Nüsse, außer Erdnüssen verwenden. Sie werden staunen, wie viele Nussarten es gibt. Sie werden sicherlich nur einige davon kennen. Erdnüsse sollten weggelassen werden, weil sie im Gegensatz zu anderen Nüssen wenig Omega-3-Fettsäuren enthalten und häufig allergische Reaktionen hervorrufen können.

Seien Sie kreativ beim Gestalten Ihrer Snacks, es gibt so viele Möglichkeiten!

Eier eignen sich hervorragend zum Snacken. Ein hartgekochtes Ei für zwischendurch stillt den Hunger für 2-3 Stunden. Optimal, wenn man kaum Zeit zum Essen hat.

MITTAGESSEN:

Die optimale Lösung wäre, wenn Sie mittags zu Hause essen würden, jedoch ist es bei Berufstätigen eher der Fall, dass sie erst später nachhause kommen und so das Hauptessen auf den Nachmittag oder auf den Abend fällt.

Das ist kein Problem, es sollte jedoch nur eine von den zwei Mahlzeiten eine Hauptmahlzeit sein. Man isst entweder zu Mittag warm oder am Abend. Bitte nehmen Sie nicht zwei Hauptmahlzeiten am Tag zu sich, denn dies würde zu viel sein.

Wenn Sie erst spät am Nachmittag oder am Abend von der Arbeit nach Hause kommen, essen Sie erst eine zusätzliche Zwischenmahlzeit für den Mittag, und gekocht wird am Abend.

Kochen Sie Speisen, die Sie lieben. Sie sollten nur nicht zu fett sein. Sie sollten auf nichts verzichten müssen, achten Sie nur darauf, wie viel Sie zu sich nehmen, und dass Sie regelmäßig essen.

Die Mittagsmahlzeit sollte alles beinhalten, was Sie zum richtig Sattwerden brauchen: **Gemüse, Kartoffeln oder Nudeln oder Reis, Fleisch oder Fisch, Eier**. Probieren Sie auch Dinge aus, die Sie nicht kennen. **Quinoa** zum Beispiel ist eher unbekannt, schmeckt hervorragend und ist ein guter und gesunder Reisersatz. Sie können sie überall dazu verwenden, ob süß oder salzig. Es gibt so viele leckere, gesunde Rezepte, ich werde Ihnen einige Beispiele unten anführen.

Zum Beispiel **Wok-Gemüsepfanne**:

Sie schneiden verschiedenes Gemüse klein und braten es mit etwas Huhn oder Putenfleisch an, würzen es, und fertig ist ein schnelles, gesundes Gericht. Mit etwas Reis oder Kartoffeln wird es ihnen sicherlich schmecken.

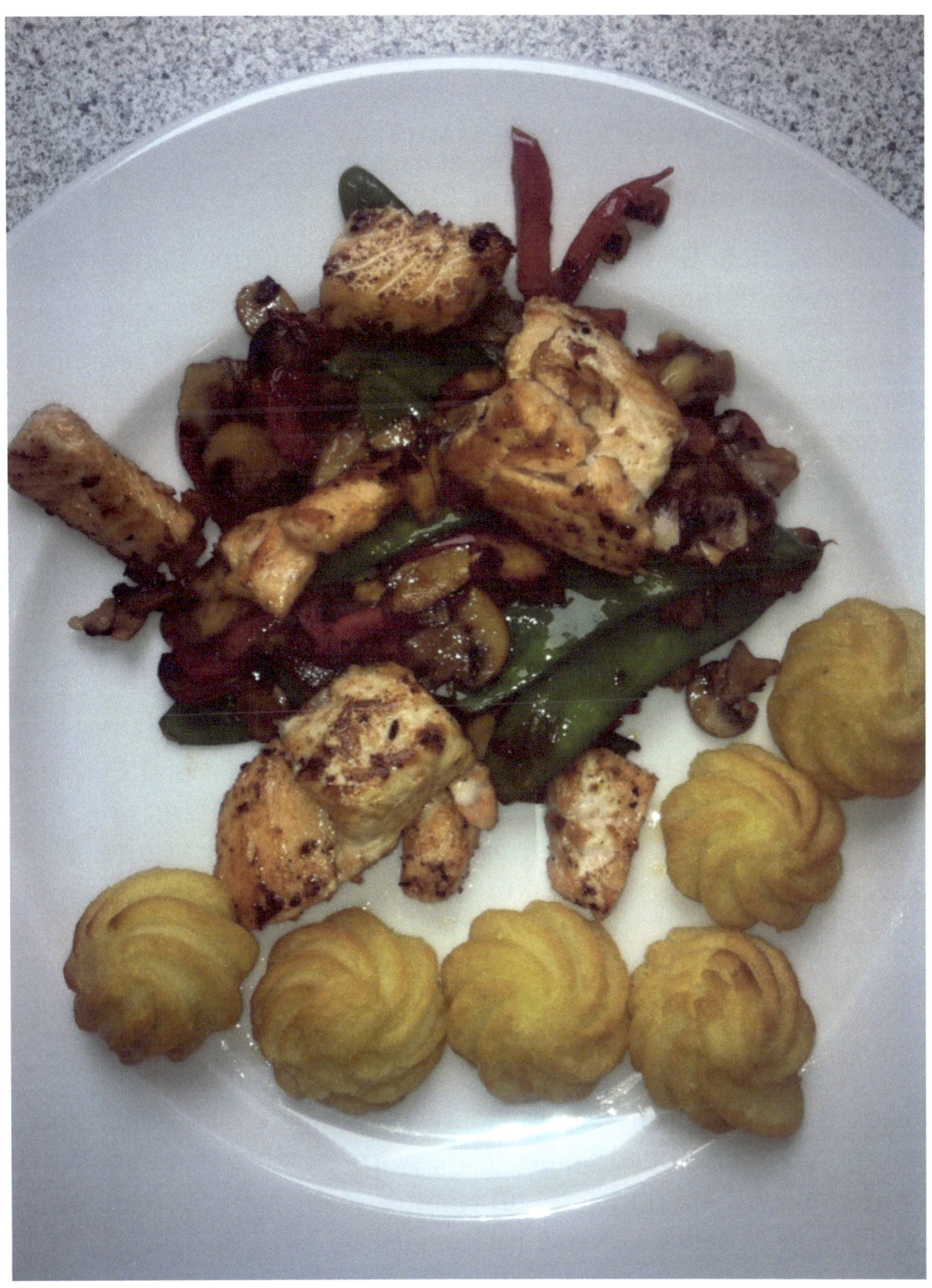

Verwenden Sie **Vollkornnudeln,** wenn Sie Nudeln verwenden, und kaufen Sie **Vollkornreis**.

Vollkornnudeln mit Tomatensauce oder

Reispfanne mit Gemüse oder Fleisch

Es gibt so viele Gerichte, die Sie essen dürfen, und dabei sogar Gewicht verlieren.

Essen Sie vor jeder Mahlzeit eine Portion **Salat**. Diese nimmt den ersten Hunger, ist gesund und verhindert, dass Sie zu viel zu sich nehmen. Wenn Sie hungrig sind, essen Sie erst mal den Salat, so kriegen Sie schon eine wertvolle Portion Vitamine ab, bevor Sie sich der Hauptmahlzeit widmen.

Kaufen Sie **Wraps**. Die bekommen Sie fast überall, am besten eignen sich Vollkornwraps. Füllen Sie diese mit Fleisch und Gemüse, dekorieren Sie den Wrap mit Salat, würzen Sie ihn herzhaft.

Panieren Sie Fleisch ab sofort nur noch mit Mehl und Ei und braten Sie das Fleisch in wenig Butter an. Eine andere Möglichkeit bieten **Nusskrümel** oder **Kürbiskernpanade**. Zerkleinern Sie Nüsse oder Kürbiskerne und panieren Sie damit nach dem Mehl und dem Ei das Fleisch.

ABENDESSEN:

Wenn Sie die Hauptmahlzeit schon zu Mittag zu sich genommen haben, wird am Abend keine große warme Mahlzeit mehr gegessen. Am Abend wird eine leichtes Mahl, das den Magen nicht zu sehr belastet, verzehrt.

Es gibt viele Möglichkeiten, schmackhafte **Vollkornbrote** herzurichten und schön zu verzieren. Dazu eignet sich Gemüse hervorragend. Bunte Paprika oder Tomatenstücke machen eine nette Figur auf den Brötchen.

Schneiden Sie kleine Brötchen auf, bestreichen Sie diese mit Butter und belegen Sie sie mit **magerem Schinken**, **Putenbrust** oder **Käse**. Dazu allerlei verschiedenes **Gemüse**, wie Radieschen, Kirschtomaten und alles, was der Garten oder die Saison so anbieten. Richten Sie die Brötchen anschaulich her und drapieren Sie das Gemüse nett, dann werden Sie viel Freude am gesunden Essen haben.

Sie können die Abendmahlzeit auch süß gestalten. Legen Sie Erdbeeren oder Pfirsiche aufs Brot oder irgendein anderes Obst.

Anders verhält es sich, wenn Sie die von mir empfohlene kohlenhydratarme Variante am Abend wählen.

Dann würde ich Ihnen vorschlagen, abends kein Brot und Gebäck zu essen. Eine gute Alternative ist **Topfen (Quark)**. Topfen (Quark) können Sie in vielen Variationen genießen. Sie können sich einen Topfenshake (Quarkshake) machen, der sehr sättigend ist. Dabei nehmen Sie einfach 250 g Topfen (Quark), etwas Obst, wie Erdbeeren oder Himbeeren (darf auch tiefgekühlt sein), und mixen alles im Mixer. Etwas Süßstoff oder Honig dazu und fertig ist ein tolles Abendessen.

Eier sind die andere Variante, mit der Sie viele leckere Speisen zubereiten können. Eier begünstigen das Abnehmen. Es sind ihnen keine Grenzen gesetzt.

Salate, die aus Blattsalaten, Tomaten, Thunfisch, Eiern, Gemüse, Mozzarella usw. bestehen, eignen sich ebenfalls hervorragend.

Ganz toll sind die sogenannten **OOpsies!**

3 Eiweiß steif schlagen.

3 Eigelb mit 100 g Frischkäse und einem TL Backpulver vermengen.

Eiweiß darunterheben.

Bei 160 Grad am besten in einer Muffin-Form backen.

Eignen sich hervorragend zum Belegen mit süßen oder pikanten Lebensmitteln.

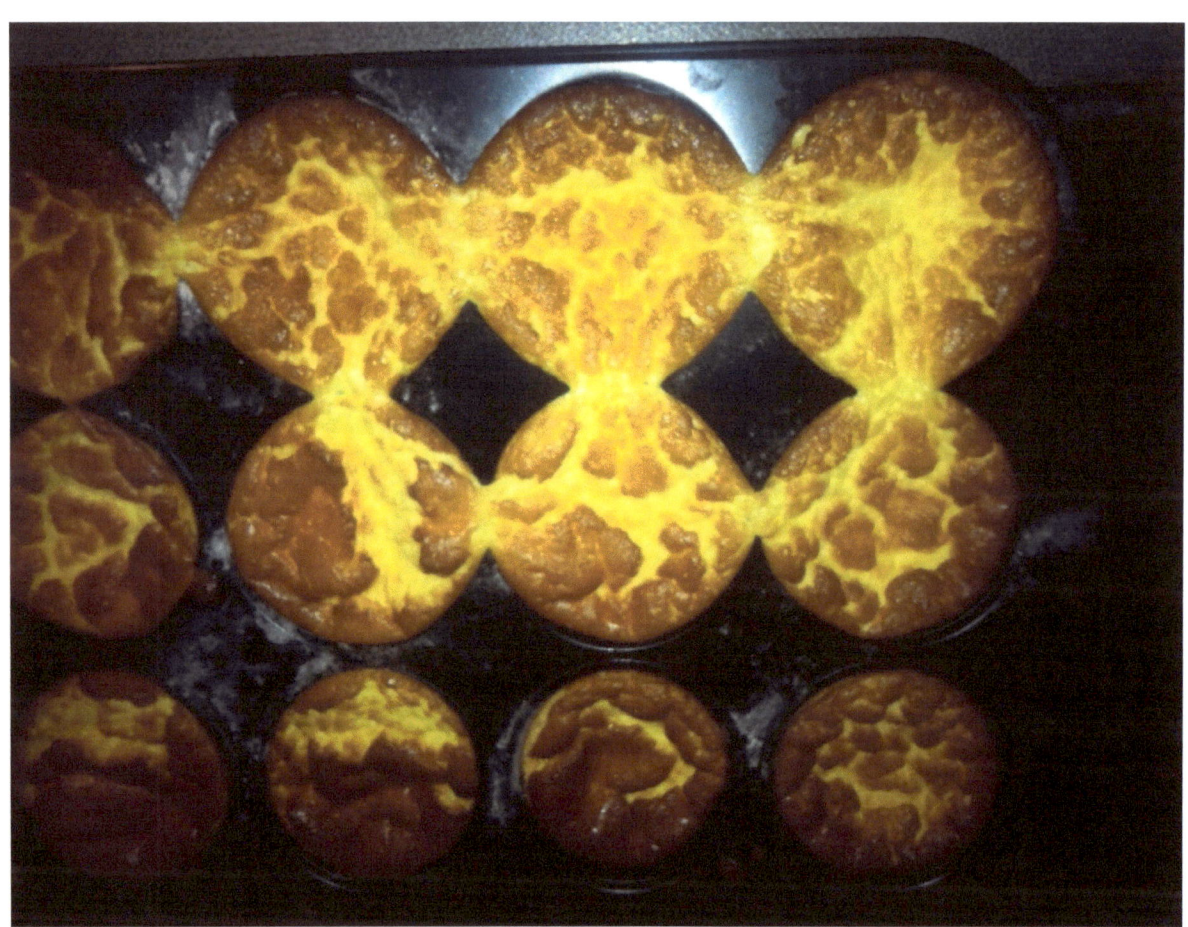

Kapitel 8

Führen Sie den Cheat Day ein

Der Cheat Day ist ein Tag, an dem Sie alles essen dürfen, was Ihnen schmeckt. An diesem Tag, der einmal in der Woche stattfindet, gibt es keine Verbote oder Grenzen für Sie. Der Cheat Day ist der einzige Tag, an dem Sie frei haben. Frei in dem Sinn, dass Sie sich nicht um die Ernährung kümmern müssen. Entscheiden Sie selbst, welcher Tag der Cheat Day sein soll, und gönnen Sie sich etwas Pause vom stressigen Alltag. Jedoch nur diesen einen Tag, der nächste Tag wird wieder ein ganz normaler Tag, an dem die Regeln zur Gewichtsreduktion befolgt werden. Nur so werden Sie Erfolg haben, und auch nur so werden Sie durchhalten, denn bald kommt der nächste Cheat Day. Essen Sie an diesem Cheat Day Ihre Lieblingsgerichte. Dieser spezielle Tag belohnt Sie für die Woche und Sie haben nicht das Gefühl, immer verzichten zu müssen.

Wenn Sie Ihr Gewicht in den Griff bekommen haben, ist auch ein weiterer Cheat Day drin. Das motiviert enorm, und das richtige Essen fällt immer leichter.

Kapitel 9

Rezepte zum Nachkochen

Thunfischsalat mit Vollkornreis: für 4 Personen

70 g Vollkornreis, ½ Gemüsesuppenwürfel, 50 g Erbsen, ½ Dose Mais, 1 Stück rote Paprika, 1 Dose Thunfisch im eigenen Saft, 5 EL Haferflockenkleie

Marinade: ½ Becher Joghurt, 1 TL Senf, 3 EL Milch, Salz, Pfeffer, Essig, gehackte Petersilie

Reis mit Gemüsesuppe im Verhältnis 1:2,5 dünsten und auskühlen lassen.

Erbsen kochen, Paprika kleinschneiden, Thunfisch und Mais abtropfen lassen.

Aus Joghurt, Senf, Milch und den Gewürzen eine Marinade machen. Marinade mit den restlichen Zutaten mischen und erneut abschmecken.

Bunter Nudelsalat mit Käse und Gemüse: für 3 Personen

200 g bunte Nudeln, 2 kleine Tomaten, 1 kleine Zucchini, 1 rote und 1 gelbe Paprika, 1 kleiner Brokkoli, einige Radieschen, 60 g Käse

Marinade: 5 EL Naturjoghurt, 3 EL Sauerrahm, Olivenöl, Essig, Kräuter

Teigwaren im Wasser al dente kochen, abseihen, abspülen und gut abtropfen lassen.

Brokkoli kochen und in kleine Röschen teilen.

Zucchini, Paprika, Radieschen und Tomaten würfelig schneiden, Käse länglich schneiden.

Aus Joghurt, Sauerrahm, Öl, Essig und den Gewürzen eine Marinade bereiten und mit den Nudeln, dem Gemüse und dem Käse mischen.

Salat abschmecken und mit Schnittlauch oder Petersilie bestreuen.

Hühnersalat mit Sojakeimen und dazu ein Vollkornweckerl: für 2 Personen

200 g Hühnerfleisch, Salz, Pfeffer, 2 EL Olivenöl, 1 kleine Honigmelone, 100 g Sojakeime, 2 Tomaten, Vollkornweckerl

Marinade: 2 EL Sauerrahm, 2 EL Joghurt, 1 TL Senf, 1 TL Ketchup ungesüßt, 1 kleine Zwiebel, Salz, Pfeffer, Petersilie

Hühnerfleisch salzen, pfeffern, in Olivenöl anbraten und auskühlen lassen.

Hühnerfilet, Melone und Tomaten würfelig schneiden.

Aus den angegebenen Zutaten die Marinade erstellen und mit den restlichen Zutaten gut vermischen.

Vollkornbaguettescheiben mit Tomaten und Basilikum: für 4 Personen

4 Tomaten, 1 Zehe Knoblauch, 2 EL Olivenöl, 1 TL Basilikum, Peperoncino, Salz, Pfeffer, 8 Vollkornbaguettescheiben rustikal getoastet

Tomaten würfelig schneiden, Knoblauch in Olivenöl andünsten und unter die Tomaten mischen.

Masse mit Basilikum, Peperoncino, Salz und Pfeffer würzen und auf den getoasteten Toastbrotscheiben anrichten.

Gerne können Sie auch die fertig belegten Toastscheiben in den Backofen schieben und etwas antoasten.

Kräuter-Paprikaaufstrich: für 4 Personen

250 g Magertopfen, 3 EL Sauerrahm, 2 EL gehackte Kräuter (Petersilie, Schnittlauch, Basilikum), ½ rote Paprika, Salz und Pfeffer, Kümmel, 1 Zehe Knoblauch

Paprika waschen und kleinschneiden, Topfen, Sauerrahm, Kräuter und Paprika gut durchmischen und mit den angegebenen Gewürzen abschmecken.

Bunter Topfenaufstrich: für 4 Personen

250 g Magertopfen, 2 EL Naturjoghurt, je ½ Stück rote und gelbe Paprika, 1 Essiggurke, 1 Zwiebel, ½ Apfel, 3 Radieschen, Salz, Pfeffer.

Paprika, Essiggurke, Zwiebel, Apfel und Radieschen kleinschneiden und mit dem Joghurt und den Gewürzen zu einem Aufstrich vermengen.

Bananenmilch:

250 ml fettarme Milch, 1 Banane, 1 TL Zitronensaft, 1 Prise Zimt

Banane schälen, würfelig schneiden und pürieren. Milch und Zitronensaft dazugeben, nochmals durchpürieren und Zimt hinzufügen.

Sommernachtstraum:

150 g Erdbeeren, 1 EL Zitronensaft, 1 EL Honig, 500 ml Mineralwasser

Erdbeeren waschen und pürieren, Erdbeermark mit Zitronensaft und Honig vermischen und mit Mineralwasser aufgießen.

Gute-Laune-Cocktail: 2 Gläser

2 Bananen, 2 Orangen, 1 gepresste Zitrone, 300 ml Marillensaft, Vanillezucker, 4 Eiswürfel

Banane in Stücke schneiden und in einen Becher geben, Marillensaft, Zitronensaft dazugeben und durchpürieren.

Restliche Zutaten in den Becher geben und nochmals durchpürieren, alles in ein Glas gießen und die Eiswürfel dazugeben.

Apfel-Karotten-Schaumsuppe: für 5 Personen

100 g Zwiebel, 1 TL Olivenöl, 250 g Karotten, 1 Liter Geflügelsuppe, 400 g Äpfel, 1/16 Liter Cremefine oder Schlagobers, Salz, Pfeffer

Zwiebel schälen und kleinschneiden, Karotten putzen und in Scheiben schneiden.

Öl erhitzen, Zwiebel anrösten, Karotten dazugeben, weiterrösten und mit der Suppe aufgießen.

Suppe auf kleiner Flamme köcheln lassen, bis die Karotten schön weich sind.

Äpfel schälen, vierteln und entkernen, zur Suppe hinzufügen und weichdünsten.

Suppe pürieren, Schlagobers hinzufügen, nochmals aufkochen und mit den Gewürzen abschmecken.

Die Suppe kann auch wunderbar in einem ausgehöhlten Apfel serviert werden.

Klare Gemüsesuppe: für 4 Personen

400 g Gemüse (Karotten, Zucchini, Erbsen, Blumenkohl, Brokkoli), 1 große Kartoffel, 1 kleine Ziebel, 1 EL Öl, 1 Liter Wasser, Salz, Pfeffer, Muskatnuss, 1-2 Gemüsesuppenwürfel, etwas Schnittlauch

Gemüse putzen, würfelig schneiden, Kartoffeln schälen und ebenfalls würfelig schneiden.

Zwiebel schälen und hacken.

Öl erhitzen und Zwiebel anrösten, mit Wasser aufgießen und das Gemüse etwas anrösten.

Würzen und die fertige Suppe abschmecken.

Hühnerfilet oder Putenfilet in Kokossauce mit Ananas und Paprika: 4 Personen

400 g Hühnerfleisch, 1 Zwiebel, 2 kleine Zucchini, 1 rote Paprika und 1 grüne Paprika, ½ Ananas, etwas Kokosmilch, 500 ml Gemüsesuppe, Salz, Pfeffer, Basilikum, Ingwer, Curry, bei Bedarf Suppenwürze.

Hühnerfleisch in Streifen schneiden.

Zwiebel, Paprika, Zucchini und Ananas klein schneiden.

Öl erhitzen, Fleisch scharf anbraten, Zwiebel dazugeben, weiterrösten und mit der Suppe aufgießen.

Restliche Zutaten dazugeben und etwas weiterköcheln lassen.

Sauce abschmecken und nach Bedarf würzen. Dazu servieren Sie Reis oder Vollkornnudeln.

Spaghetti mit Tomatensauce: für 4 Personen

500 g Nudel, 1,5 kg Fleischtomaten, 1 Zwiebel, 2 Knoblauchzehen, 1 TL Zucker, 2 EL Balsamico-Essig, Pfeffer, Oregano, Olivenöl

Tomaten enthäuten und in kleine Würfel schneiden.

Etwas Olivenöl erhitzen und die kleingeschnittene Zwiebel und den Knoblauch hinzufügen und anrösten.

Die geschälten Tomaten (oder eingelegte Dosentomaten) hinzufügen und leicht köcheln lassen.

Die restlichen Zutaten hinzufügen und so lange köcheln, bis man eine sämige Sauce hat.

Nudeln al dente kochen, und fertig ist das schnelle, gesunde Essen.

Reislaibchen mit Basilikum: für 4 Personen

250 g Reis, 100 g Magertopfen, 2 Eier, Salz, Pfeffer, Petersilie, 1 rote Paprika

Zum Braten: 6 EL Ceres oder Butter

Garnitur und Sauce: 1 Pkg. Mozzarella, 2 Tomaten, ½ Bund Basilikum, 1 Zwiebel, ½ Suppenwürfel, 250 ml Wasser, 1 Becher Crème fraîche

Reis kochen und auskühlen lassen.

Paprika kleinwürfelig schneiden.

Reis mit Topfen, Eiern, Paprika mischen und würzen.

Aus der Masse Laibchen formen und in Öl anbraten.

Backrohr vorheizen auf 180 Grad.

Mozzarella und Tomaten in 1 cm dicke Scheiben schneiden.

Basilikum hacken, Laibchen mit Tomaten, etwas Basilikum und Mozzarella belegen und im Rohr überbacken.

Für die Sauce: Zwiebel schälen, kleinwürfelig schneiden und in etwas Öl anbraten, Suppe, Crème fraîche und Basilikum dazugeben und kurz aufkochen lassen. Sauce pürieren, abschmecken und würzen.

Laibchen mit etwas Sauce und frischen Basilikumblättern anrichten.

Makkaroni-Törtchen auf Basilikumsauce: für 7 Personen

250 g Makkaroni, 100 g mageren Schinken, 2 Karotten, 50 g Frühlingszwiebel oder Stangensellerie, 50 g Butter, 3 Eier, 100 g Käse, 1 Becher Crème fraîche, 2 El Petersilie, 1 EL Basilikum, Salz, Pfeffer, Knoblauch, Muskatnuss.

Für die Förmchen: zerlassene Butter und etwas Brösel

Für die Sauce: 250 ml Suppe, 250 ml Sauerrahm, 3 El gehacktes Basilikum, 1 EL glattes Mehl, Zitronensaft, Salz, Pfeffer

Kleine ofenfeste Förmchen mit Butter bestreichen und mit Brösel bestreuen.

Nudeln al dente kochen und gut abtropfen lassen.

Karotten, Sellerie oder Frühlingszwiebel kleinschneiden sowie den Schinken in Würfel schneiden.

Gemüse bissfest kochen und abkühlen lassen.

Backrohr auf 180 Grad vorheizen.

Eier trennen, die zimmerwarme Butter schaumig rühren, Dotter nach und nach unterrühren.

Crème fraîche einrühren und Nudeln sowie Gemüse, Schinken, Käse und die Kräuter dazugeben.

Die Masse mit den Gewürzen abschmecken.

Eiklar zu Schnee schlagen und unter die Nudelmasse heben.

Masse in die vorbereiteten Formen füllen und im vorgeheizten Rohr ca. 50 Minuten backen.

Basilikumsauce: Suppe aufkochen, Sauerrahm mit Mehl verrühren, in die kochende Suppe einrühren und ca. 1 Minute köcheln lassen. Gehacktes Basilikum dazugeben.

Gewürze und Zitronensaft dazugeben und mit dem Stabmixer kurz aufschäumen.

Makkaroni-Törtchen aus den Formen nehmen und mit der Basilikumsauce anrichten.

Fischstäbchen mit Apfel-Karottendip: für 2 Personen

250 g Seelachsfilet, Scholle oder Forellenfilet, 2 EL leichte Mayonnaise, 100 g Naturjoghurt, 2 EL Zitronensaft, 1 kleiner Apfel, 1 Frühlingszwiebel, 1 Karotte, Salz, Pfeffer, 2 EL Mehl, 1 Ei, 3 EL Semmelbrösel, 2 EL geriebene Mandeln, 3 EL Rapsöl oder Ceres, ½ Zitrone

Für den Dip die Mayonnaise mit Joghurt und dem Zitronensaft verrühren.

Die Äpfel halbieren und entkernen.

Frühlingszwiebel und Karotte schälen und alles würfelig schneiden.

Alle Zutaten unter den Dip rühren und würzen.

Fisch kalt abspülen, kleine Stäbchen schneiden und mit Salz und Pfeffer würzen.

Fisch zuerst in Mehl, Eier und zum Schluss in den Mandeln wenden. So entsteht eine gesunde Panade.

Öl in einer Pfanne leicht erhitzen und die Fischstäbchen leicht braten.

Statt Mandeln können Sie auch gehackte Nüsse oder Kürbiskerne verwenden.

Bratapfel mit Vanillesauce: für 2 Personen

4 kleine Äpfel, ½ Päckchen Vanillesaucenpulver, 1 EL Vanillezucker, 2 EL Zucker, ¼ l Milch, 1 EL Rosinen, 1 EL Zitronensaft, 30 g Haselnüsse oder Mandeln, 1 EL Honig, 1 EL Crème fraîche, 2 Prisen Zimt, Zitronenschale

Für die Vanillesauce bereiten Sie einen etwas dünneren Vanillepudding laut Beschreibung auf dem Puddingbeutel vor.

Äpfel gut waschen und abtrocknen lassen.

Stiele und Kerngehäuse entfernen und das Innere des Apfels aushöhlen.

In die Aushöhlung Zitronensaft träufeln.

Den Backofen auf 200 Grad vorheizen.

Die Nüsse, Zitrone, Rosinen, Honig und Crème fraîche zusammenmischen und in den Apfel füllen.

Den Zimt darüber streuen.

Im Backofen ca. 20 Minuten backen und mit der Vanillesauce servieren.

Hier habe ich Ihnen nur einige meiner Rezepte aufgeschrieben.

Ein Kochbuch mit vielen weiteren leckeren Rezepten zum Schlankbleiben ist in Vorbereitung.

Ich wünsche Ihnen eine tolle Zeit, in der Sie einen gesunden Weg finden, Ihr Übergewicht auf einfache Art und Weise in den Griff zu bekommen.

Für Fragen und Anregungen stehe ich Ihnen gerne zur Verfügung:

Kristindemar@gmx.at

Lizenznachweis:

Coverfoto-Quelle: Fotolia.com

Foto Seite 30: Fotolia.com

Weitere Fotos: Silvia. S.

Weitere Bücher der Autorin:

ERFÜLLEN SIE SICH IHRE KLEINEN TRÄUME

Zusatzeinkommen mit Minijobs, Teil1

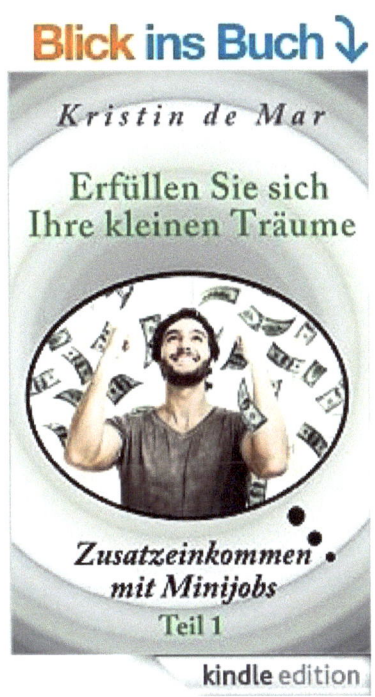

ENDLICH MEHR GELD

Zusatzeinkommen mit Minijobs, Teil 2

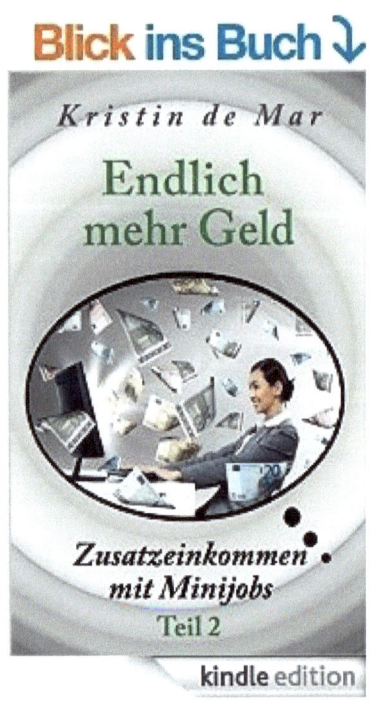

SO VERDIENEN SIE SICHER GELD

Der Ratgeber für finanzielle Notlagen

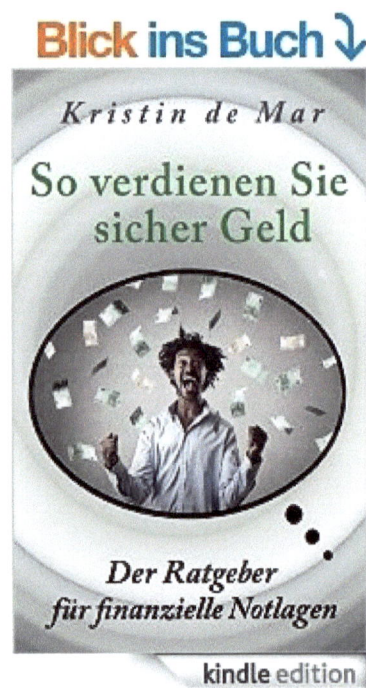

HILFE – ICH BRAUCHE DRINGEND GELD

Ratgeber für Leute, die knapp bei Kasse sind

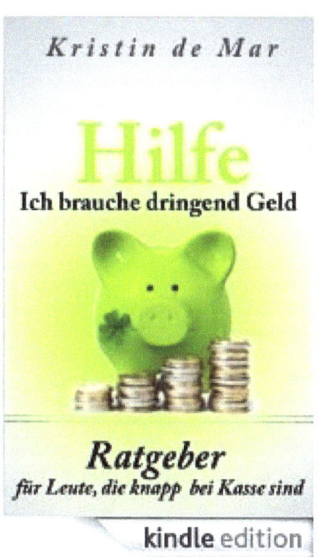

91 TIPPS GEGEN GRIPPE

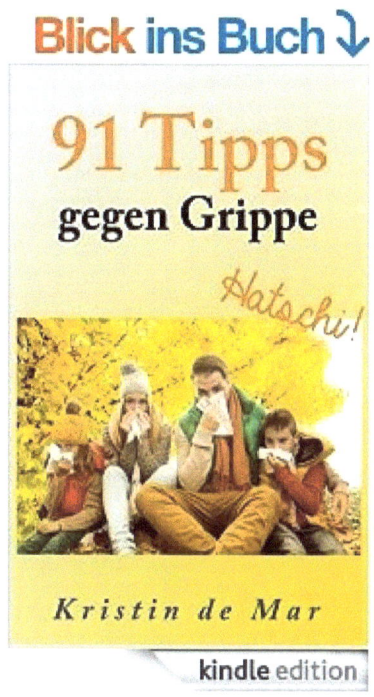

HILFE – ICH HABE SCHMERZEN

Ratgeber für Schmerzbekämpfung auf natürliche Art und Weise

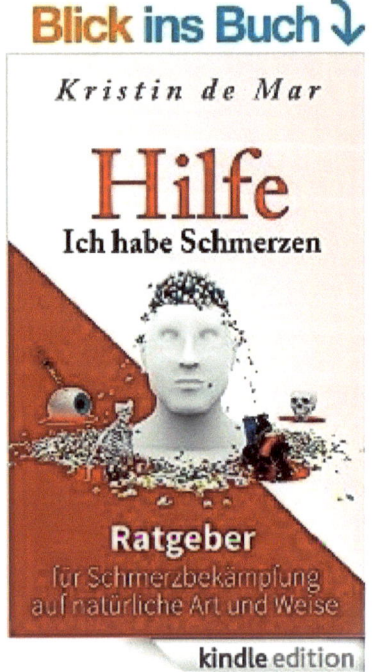

HILFE – WIE FINDE ICH MEINEN TRAUMPARTNER?

Dating-Ratgeber für das 21. Jahrhundert

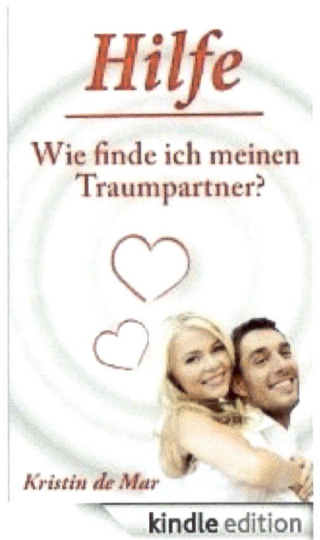

HILFE – ICH BIN ZU SCHÜCHTERN
Ratgeber für schüchterne Personen

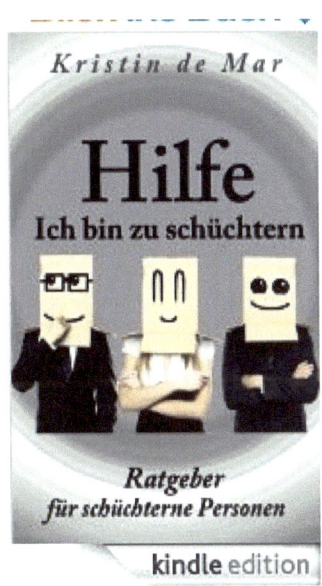

HILFE – MEIN KIND IST ZU DICK

Abnehmratgeber für Eltern und Großeltern

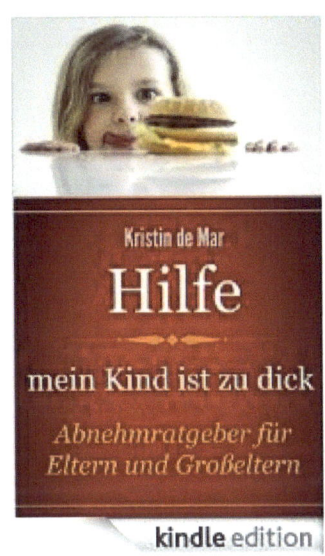

HILFE – WIR BEKOMMEN EINE KATZE

Der Katzenratgeber

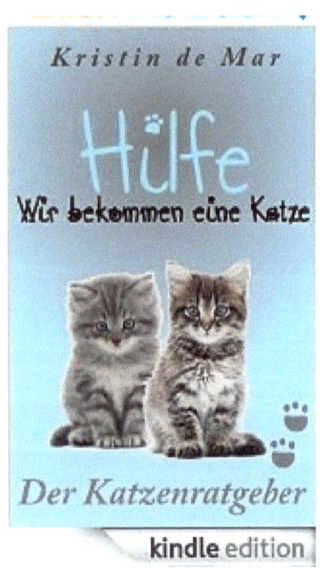

HILFE – ICH HABE ANGST

Ratgeber für Personen, die Angst und Panikattacken haben

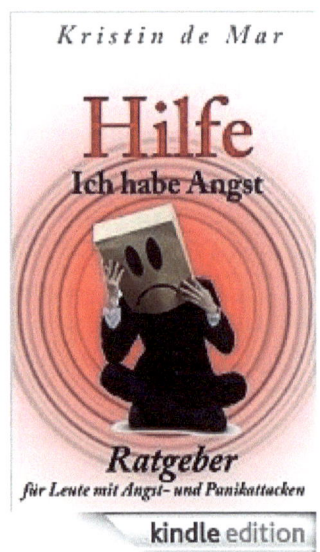

EROTISCHE GUTENACHT-GESCHICHTEN

Teil 1

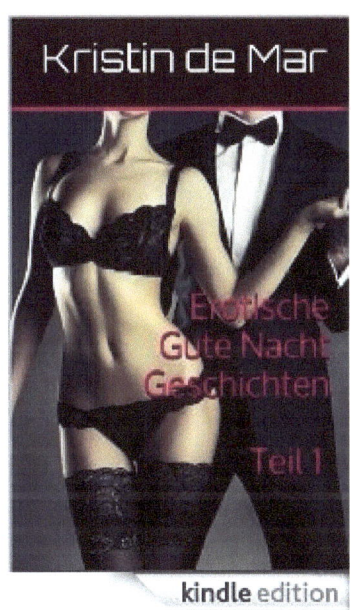

HILFE – WIE ÜBERSTEHE ICH WEIHNACHTEN?

Das Überlebenspaket für die besinnliche Zeit

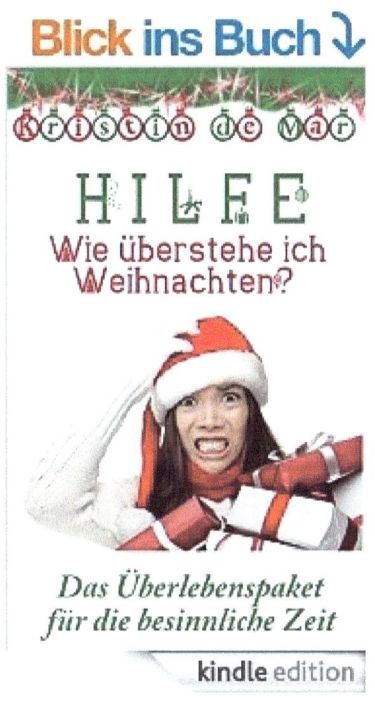

Haftungsrecht

Die Benutzung dieses Buches und die Umsetzung der darin enthaltenen Informationen erfolgt ausdrücklich auf eigenes Risiko. Der Verlag und der Autor können für etwaige Unfälle und Schäden jeder Art, die sich beim Nachmachen der in diesem Buch aufgeführten Tätigkeiten ergeben, aus keinem Rechtsgrund eine Haftung übernehmen.

Haftungsansprüche gegen den Verlag und den Autor für Schäden materieller und ideeller Art, die durch die Nutzung fehlerhafter und/oder unvollständiger Information verursacht wurden, sind grundsätzlich ausgeschlossen.

Druckfehler und Falschinformationen können nicht vollständig ausgeschlossen werden. Der Verlag und auch der Autor übernehmen keine Haftung für die Aktualität, Richtigkeit und Vollständigkeit der Inhalte des Buches, ebenso nicht für Schreib- oder Druckfehler.

Es kann keine juristische Verantwortung sowie Haftung in irgendeiner Form für fehlerhafte Angaben und daraus entstandene Folgen vom Verlag oder vom Autor übernommen werden.

Für die Inhalte der in dem Buch abgedruckten Internetseiten sind ausschließlich die Betreiber der jeweiligen Internetseiten verantwortlich. Der Verlag und der Autor haben keinen Einfluss auf die Gestaltung und Inhalte fremder Seiten.

Verlag und Autor distanzieren sich daher von allen fremden Inhalten. Zum Zeitpunkt der Verwendung waren keinerlei illegale Inhalte auf den Webseiten vorhanden.